CONTRIBUTION

A

L'ÉTUDE DE LA CONTRE-FLUXION

DANS

LA PHTHISIE PULMONAIRE

DE L'UTILITÉ DU TÆNIA

DANS CETTE MALADIE

Par le Dr G. ANDRÉ

MÉDECIN EN CHEF A L'HOTEL-DIEU DE TOULOUSE

PARIS

G. MASSON, LIBRAIRE DE L'ÉCOLE DE MÉDECINE

120, BOULEVARD S.-GERMAIN, EN FACE DE L'ÉCOLE DE MÉDECINE

1878

PRIX : 2 FRANCS

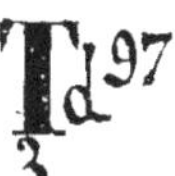

CONTRIBUTION

A L'ÉTUDE DE LA CONTRE-FLUXION

DANS LA PHTHISIE PULMONAIRE

DE L'UTILITÉ DU TÆNIA DANS CETTE MALADIE

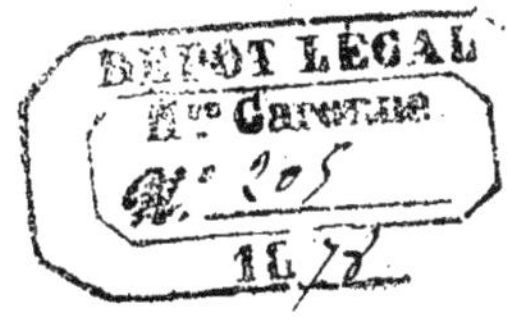

CONTRIBUTION

A

L'ÉTUDE DE LA CONTRE-FLUXION

DANS

LA PHTHISIE PULMONAIRE

DE L'UTILITÉ DU TÆNIA

DANS CETTE MALADIE

Par le Dr G. ANDRÉ

MÉDECIN EN CHEF A L'HOTEL-DIEU DE TOULOUSE

PARIS

G. MASSON, LIBRAIRE DE L'ÉCOLE DE MÉDECINE
120, BOULEVARD S.-GERMAIN, EN FACE DE L'ÉCOLE DE MÉDECINE

1878

AVANT-PROPOS

Quand, sur la table d'autopsie, on examine les poumons d'un phthisique, avec ses masses tuberculeuses et ses cavernes ; quand, sur la plaque du microscope, on contemple ces milliers de cellules avec ces petits vaisseaux obturés et perdus pour la circulation, on se demande par quelle merveilleuse miséricorde la mort a pu se faire attendre aussi longtemps. C'est que la dégénérescence s'est effectuée graduellement, par étapes, et, on est tout naturellement conduit à le supposer, c'est par l'intermédiaire d'une série innombrable de poussées congestives que les granulations se sont déposées autour des capillaires et des bronchioles.

On invoque bien aussi l'infection secondaire du poumon par lui-même, par la résorption de ses propres produits, virulents au premier chef ; mais j'ai quelques raisons de croire que ce mode de multiplication du tubercule est beaucoup moins actif que le premier.

Personne ne conteste plus aujourd'hui l'inoculation *des*

produits de la tuberculose, comme l'ont établi les belles expériences de de M. Villemin. Quant à la virulence de ces produits, M. Chauveau, dans de magnifiques expériences qui sont l'honneur de l'Ecole française, l'a surabondamment mise en relief. — J'admets donc que de la matière tuberculeuse peut être reprise par des vaisseaux et revient créer dans le poumon de nouveaux foyers infectieux. Mais on m'accordera aussi que la condition nécessaire pour la reprise de ces matériaux virulents doit être l'ulcération du tissu pulmonaire. En ce moment, d'ailleurs, la ruine est consommée, le tubercule a depuis longtemps pullulé dans les poumons, et il a fallu d'autres agents pour produire ces ravages. Ces agents, agents vitaux par excellence, ce sont la *congestion* et *l'inflammation.*

Il est un autre agent encore beaucoup plus puissant que ceux-là, c'est l'abaissement de l'organisme. Un organisme qui déchoit est une proie toute préparée pour les mille poisons invisibles, pour les millions d'êtres microscopiques que, dans l'état de santé, nous pouvons respirer sans danger.

Qu'un phthisique inconscient ou insouciant disperse ses forces à tous les vents, ou bien même qu'il dédaigne de les entretenir, il laissera déchoir facilement les ressources dont dispose son organisme, et la somme de ses éléments anatomiques sains diminuant d'une manière brusque, la nutrition s'altèrera et la médication manquera de substrateurs pour agir ; car, comme le fait excellemment ressortir M. Pidoux, dans un certain passage de son beau livre, ce n'est pas sur le tissu malade qu'agit le médicament, c'est sur la portion restée saine.

C'est alors qu'interviennent ces fluxions et ces sécrétions qui désorganisent le tissu des poumons et l'exposent à l'infection secondaire.

Il est donc certain que, à une certaine époque, le tuberculeux possède en lui-même des forces suffisantes pour maintenir le *statu quo* et même pour permettre aux granulations de subir la transformation *fibreuse*, cette évolution si favorable, admirablement connue de Bayle et mise en relief tout récemment par M. Grancher.

Voilà donc deux grandes indications thérapeutiques qui surgissent tout naturellement dans le traitement de la phthisie : en premier lieu, maintenir la conservation de l'organisme par une bonne nutrition ; secondement, dériver sans cesse le courant sanguin, l'éloigner des poumons, produire au loin des dilatations vasculaires ou des écoulements permanents ; en d'autres termes, établir des contre-fluxions pour soustraire aux organes malades le combustible inflammatoire. La nature nous manifeste d'ailleurs tous les jours sa manière de procéder en pareilles circonstances. C'est en développant loin du foyer morbide des états pathologiques divers et peu graves qu'elle atténue les ravages de la maladie. S'il était possible au médecin de créer artificiellement une fistule à l'anus, un eczéma, une métrite chronique, des névroses telles que la chorée et l'hystérie, il amoindrirait singulièrement la gravité de la phthisie et reculerait de beaucoup l'échéance fatale. Mais si de pareilles créations lui sont interdites, il peut les imiter grossièrement et être néanmoins très utile à son malade. Un vésicatoire à longue suppuration, de la teinture d'iode souvent appliquée, des cautères à demeure, constituent des révulsifs puissants que nous employons fréquemment, mais dont, à mon avis, l'usage est encore trop restreint. *La dérivation, dans la phthisie, doit être forte, éternisée, multipliée.*

Pour ce qui concerne le maintien d'une bonne nutrition, je n'ai pas à insister, mais je crois que, sur ce point encore, la sollicitude du médecin doit être constamment en éveil. Le jour où la phthisie pulmonaire se trouve compliquée d'une phthisie gastrique, le mal est sans remède.

Je cherche à prouver, dans ce petit travail, qu'il existe dans la tuberculose pulmonaire un mode de dérivation naturelle que le médecin pourra faire naître quand il le voudra, et qui est peut-être le plus efficace de tous. Ce dérivatif, c'est le tænia, ce ver que les Abyssiniens regardent comme si utile, et qu'il n'est pas bon, à mon avis, d'expulser à la légère.

Quelque petite que soit la part de vérité qui pourra se dégager de mes observations, elle sera toujours suffisante pour excuser la médiocrité de mon œuvre.

CONTRIBUTION

A

L'ÉTUDE DE LA CONTRE-FLUXION

Dans la Phthisie pulmonaire.

DE L'UTILITÉ DU TÆNIA DANS CETTE MALADIE

« Prévenir ou combattre l'élément congestion qui ap-
« porte au tubercule son blastème ou élément nourri-
« cier ; éteindre l'inflammation peri-tuberculeuse sans
« laquelle le tubercule resterait inerte, n'évoluerait
« pas ; affaiblir la puissance de la diathèse en agissant
« directement sur elle ou en modifiant les condi-
« tions de l'organisme qui favorisent ses manifesta-
« tions ; relever la nutrition : telles sont les indications
« dont l'importance, on le pressent, est capitale. »

C'est ainsi que s'exprime M. le professeur Fonsagrives, dans son excellent livre sur la Thérapeutique de la phthisie pulmonaire. Etudiant ensuite le rôle de la congestion dans l'évolution de la phthisie, le savant professeur est amené à poser les bases de la prophylaxie des congestions.

La première indication consiste à entretenir ou à faire naître certaines fluxions physiologiques, telles que la menstruation, la lactation et la fluxion sanguine énorme de l'utérus pendant la gestation.

La deuxième indication est de faire naître ou entretenir diverses fluxions morbides ou accidentelles. Les hémorrhoïdes, certaines sueurs partielles, les dermatoses sécrétantes et, en particulier, les gourmes, la fistule à l'anus et les maladies chroniques utérines, les suppurations habituelles sont autant d'éléments de contre-fluxion qui jouent un grand rôle dans la prophylaxie des congestions pulmonaires chez les phthisiques.

Les maladies chroniques de l'utérus et, en particulier, les déplacements de cet organe accompagnés de congestions chroniques, me paraissent mériter une attention spéciale, et je possède quelques faits venant directement à l'appui des idées émises par le Dr Fonsagrives, idées qui paraissent lui avoir été plutôt suscitées par une ingénieuse intuition physiologique que par l'observation clinique. « C'est là, « dit-il lui-même, une question d'antagonisme mor« bide extrêmement intéressante ; elle a l'analogie pour « elle, mais elle ne saurait être décidée avec les élé« ments cliniques dont on dispose aujourd'hui ; il « faut de nouvelles recherches. »

Ces éléments cliniques ne sauraient manquer tôt

ou tard, et la pratique hospitalière, à elle seule, pourra fournir à l'observateur des matériaux suffisants pour élucider la question. Je n'ai pas la prétention d'ouvrir l'ère de ces études cliniques, car je suis convaincu que beaucoup de praticiens ont constaté des cas analogues à ceux que je vais mentionner brièvement; mais je suis heureux de rendre cet hommage le premier aux vues élevées de l'éminent professeur de Montpellier.

Première observation. — Au n° 39 de la salle Saint-Joseph, à l'Hôtel-Dieu de Toulouse, était couchée, vers le mois de juin de l'année 1874, une jeune femme de vingt-sept ans, qui était venue se faire soigner pour un *engorgement de la matrice.* M. le professeur Basset, alors chef de service aux fiévreuses, constata facilement une métrite chronique consécutive à plusieurs accouchements et à des fatigues de tout ordre. L'utérus était gros, mollasse, en état d'antéversion. Une leucorrhée abondante et des névralgies violentes traduisaient cette malnutrition de l'organe. Pratiquant l'auscultation de la poitrine, comme il en avait l'habitude pour toutes les malades du service, le Dr Basset constata, non sans quelque étonnement, les signes évidents d'une phymatose pulmonaire du sommet gauche. Les troubles fonctionnels des poumons étaient, à l'inverse de ce qui se passait du côté de l'utérus, presque nuls, et la malade nous apprit qu'après avoir autrefois craché du sang et avoir beaucoup souffert d'un rhume prolongé, elle s'était trouvée soulagée de ce côté, sitôt qu'avait apparu l'affection utérine. Quelques soins de propreté, des prescriptions hygiéniques légères et un régime tonique firent tous les frais du traitement.

L'excellent chef de service, dont j'avais à cette époque l'honneur d'être adjoint, n'avait pas eu de peine à saisir la filiation qui existait entre l'apparition de la congestion utérine et l'assoupissement des troubles pulmonaires.

Quelques élèves me faisant à cette époque l'honneur de suivre ma contre-visite du soir et d'écouter mes petites leçons familières, je leur fis remarquer, à plusieurs reprises et en insistant, ce balancement remarquable entre deux organes pourvus tous les deux d'une circulation abondante, et, à ce propos, je m'empressai de leur rappeler les conceptions ingénieuses et éminemment rationnelles du professeur de Montpellier, dont l'ouvrage avait déjà paru depuis plusieurs années.

Il fut expressément recommandé à la malade de laisser marcher jusqu'à un certain point sa maladie utérine. Je l'ai perdue de vue depuis, mais j'ai bien peur qu'elle n'ait pas tenu compte des recommandations du Dr Basset et des miennes.

Deuxième observation, due à l'obligeance de M. Giscaro, un de nos élèves les plus studieux et les plus distingués :

TUBERCULOSE PULMONAIRE AU PREMIER DEGRÉ. — Traitement par deux cautères à demeure. — Grande amélioration.

La nommée X..., âgée de vingt-trois ans, lingère, couchée au nº 16 de la salle Saint-Joseph (1), est entrée à l'Hôtel-Dieu dans les premiers jours de février 1878.

Cette malade, sans antécédents héréditaires, nous raconte qu'elle a joui d'une très-bonne santé jusqu'à l'âge de vingt ans, époque à laquelle elle s'est mariée. Elle fut prise à cette époque d'une toux opiniâtre, accompagnée d'expectoration, mais sans hémoptysie. Devenue enceinte bientôt après, son état s'aggrava vers la fin de sa grossesse. Environ trois mois après son accouchement, elle ressentit les premières atteintes d'une affection utérine symptomatiquement caractérisée par des douleurs dans le bas-ventre, dans les reins et le haut des cuisses, avec pertes blanches abondantes. Aussitôt après l'apparition de ces symptômes, l'affection pulmonaire devint stationnaire et resta telle pendant les cinq mois que dura la maladie utérine. Mais cette dernière ayant cédé à un traitement local et général approprié, la maladie de poitrine reprit son cours avec une rapidité effrayante. La toux devint insupportable, l'expectoration augmenta. Bientôt la malade maigrit à vue d'œil et les forces diminuèrent rapidement.

Enfin, ne pouvant plus continuer son travail, elle se

(1) Service du Dr André.

vit forcée, cinq ou six mois après la guérison de son affection utérine, à entrer à l'hôpital.

Elle est dans un état de dépérissement complet ; tous les soirs, elle éprouve un léger rehaussement fébrile accompagné de sueurs dans la nuit.

La percussion révèle de la matite dans les deux sommets des poumons. Cette matite est plus étendue à droite qu'à gauche, les vibrations thoraciques sont exagérées, principalement à droite.

A l'auscultation, nous percevons, à gauche, en avant et en arrière, une respiration rude avec quelques craquements secs ; l'expiration est prolongée, hésitante ; les bruits du cœur, qui sont du reste précipités, se propagent sous la clavicule ; à droite et en avant, respiration obscure et quelques râles humides et fins, mêlés à des craquements ; en arrière et du même côté, râles humides plus gros, s'étendant au sommet du poumon jusque dans la fosse sous-épineuse.

La malade est mise aussitôt à un régime tonique et prend tous les jours quatre granules d'acide arsénieux.

Au bout de dix ou douze jours, les forces sont revenues, mais l'état des poumons ne s'est pas amélioré. Le chef de service se résout à appliquer *deux cautères* du diamètre d'une pièce de 0 fr. 50 centimes sous les clavicules droites ; l'un d'eux est entretenu après la chute de l'escharé.

Sous l'influence de ce traitement, nous voyons bientôt les symptômes stéthoscopiques diminuer des deux côtés.

Le 11 mars, quinze jours après l'application des cautères, la malade sort.

Son état général est excellent ; la toux a presque disparu, l'expectoration est à peu près nulle, les craquements qui existaient, à son entrée, au sommet gauche, ne sont plus perceptibles, mais la respiration reste rude. A droite, tous les symptômes stéthoscopiques se réduisent à un foyer assez restreint de râles sous-crépitants, que l'on perçoit dans la fosse sus-épineuse.

Nous revoyons la malade environ tous les huit jours, pendant les deux mois qui ont suivi sa sortie. Son état s'améliore de plus en plus ; elle a repris son travail, restant peu incommodée par la persistance du cautère, qui continue à suppurer et que nous lui recommandons d'entretenir avec soin.

Nous avons eu également, dans le service, une jeune fille, Julie X. (seize ans), sûrement tuberculeuse, qui avait eu plusieurs hémoptysies, et chez laquelle une application à demeure de deux cautères sous les clavicules a rendu stationnaire l'évolution tuberculeuse.

Ces deux observations viennent donc prouver le bien fondé de la théorie, aujourd'hui admise par la plupart des auteurs, de l'entrave que les contre-fluxions viennent apporter à l'évolution de la tuberculose pulmonaire.

Troisième observation. — Vers le mois de juillet de l'année 1877, je fus consulté par une jeune femme de vingt ans, demeurant dans les environs de Saint-Girons, mariée depuis deux ans, et souffrant depuis cette époque de violentes douleurs utérines, dues à une congestion avec antéversion de l'utérus. Le spéculum décela en outre une exulcération sans caractère diathésique au col de l'utérus.

Cette maladie paraissait avoir déterminé un ébranlement tel de l'organisme et un tel état d'asthénie, qu'il me parut urgent d'instituer une médication active. Rien ne faisait supposer l'existence de la diathèse tubercule, et les poumons, que j'auscultai à cette époque avec assez d'attention, ne me présentèrent rien de suspect. Les douches vaginales et générales, des cautérisations, le repos et des moyens contentifs eurent assez vite raison de la maladie, et la jeune personne repartit de Toulouse parfaitement soulagée et ayant repris bonne mine. Au mois de mai de cette année 1878, c'est-à-dire après un an environ, cette dame est revenue me voir, et son habitus, peu brillant, m'a fait immédiatement songer à une récidive de l'affection utérine. Je me trompais du tout au tout. La malade venait me consulter cette fois pour un mauvais rhume qu'elle avait depuis quatre mois. L'auscultation m'a révélé une bronchite avec congestion suspecte dans le sommet du poumon droit. Une légère fièvre vespérine, quelques sueurs nocturnes, très localisées dans les coquilles sus-épineuses et le creux épigastrique, enfin la détérioration prompte de l'organisme, me firent songer à une éclosion tuberculeuse, et *in petto* je souhaitai à la malade une nouvelle maladie de l'utérus. — L'huile de foie de morue créosotée, la viande crue avec la pepsine, les vésicatoires et la teinture d'iode l'ont suffisamment rétablie. Mais l'avenir est plein de nuages.

Ces trois observations me paraissent concluantes, et leur mérite, si elles en ont un, c'est la netteté de la leçon qu'elles peuvent donner aux praticiens.

Un organe tel que le poumon, communiquant avec l'extérieur, pourvu de deux riches circulations sanguines, l'une destinée à la fonction, l'autre à la nutrition, doué d'une élasticité extrême, et pouvant d'ailleurs, sans grave danger pour la santé générale, subir une ampliation facile des parois thoraciques, un tel organe, dis-je, présentait toutes les conditions voulues pour suppléer à la fonction menstruelle. Aussi l'hémoptysie supplémentaire des règles se produit-elle peut-être plus fréquemment que partout ailleurs, sans en excepter l'épistaxis.

Je suis convaincu que, plus d'une fois, la non-apparition du flux cataménial est remplacée par une pure fluxion pulmonaire, qui n'aboutit pas à l'hémoptysie. C'est là un point qui n'a pas été, que je sache, étudié encore ; cette étude serait bien facile aujourd'hui avec le cyrtomètre de Woillez.

Un utérus développé anormalement par des fluxions répétées, gorgé de sang et produisant, par le fait même de sa replétion, un engorgement de la circulation périnéale et hémorrhoïdaire, pourra, on le conçoit aisément, contrebalancer puissamment l'appel fluxionnaire souvent irrésistible qui détermine, au sein du poumon, une agglomération plus ou moins vaste de tubercules.

Inversement, les poumons tuberculeux recélant dans

leurs vaisseaux dilatés, enrichis même de capillaires nouveaux, comme l'a prouvé Nathalie Guilhot, une quantité considérable de fluide sanguin, eu égard à l'anémie générale, contribueront ainsi pour leur part à augmenter l'appauvrissement et la dégradation des autres organes, d'où les dégénérescences graisseuses et amyloïdes du foie, des reins, etc. Pour l'utérus, cette insuffisance nutritive se traduira fatalement par l'aménorrhée. Aussi, tant que les menstrues persisteront, la tuberculeuse sera à l'abri de la consomption.

Le foie, cet organe à la fois sécréteur, hématopoiétique et dépuratenr, cet organe encore si mystérieux, possède, bien supérieurement encore aux autres organes, une circulation abondante, et ses variations de volume sont assurément plus fréquentes que celles des poumons. Je tiens pour certain, et j'ai des faits à l'appui, qu'une congestion longtemps persistante ou se répétant fréquemment dans cet organe, peut être un puissant moyen de contrefluxion dans les affections chroniques du poumon.

Je puis citer, entr'autres, deux observations qui me paraissent très-concluantes à ce sujet :

Madame S..., âgée de quarante-deux ans, très-régulièrement menstruée, un peu hystérique et un peu arthritique, présenta, il y a deux ans, les symptômes suivants :

Facies plombé, légèrement cyanosé, tiré, très-fatigué, où je crus lire cachexie commençante ; troubles respiratoires très-marqués et très-singuliers, toux paroxystique, coqueluchoïde, pour employer une expression de M. Géneau de Mussy ; dyspnée intense, expectoration abondante de crachats muqueux, sans caractères bien significatifs, au moins à l'œil nu ; sensations d'étouffements et de poids au niveau de la fourchette sternale, où la malade portait la main fréquemment.

Contre mon attente, la percussion et l'auscultation me fournirent des signes à peu près négatifs. Pas de sonorité exagérée ni le son grave indiquant un emphysème modéré. Il y avait plutôt de la submatité partout, et ce signe, joint à l'affaiblissement considérable du murmure vésiculaire, avec augmentation des vibrations thoraciques et avec déformation globuleuse de la poitrine, me firent paraître plus vraisemblable l'association d'un certain degré d'emphysème et de congestion, tous phénomènes accessoires et provoqués par la toux. Il existait à peine quelques râles bullaires, peu nombreux et étouffés. Rien de particulier dans les sommets ; battements du cœur sourds, mais perceptibles et réguliers.

La toux coqueluchoïde et la sensation d'angoisse sternale me firent songer, soit à l'adenopathie bronchique simple, soit à la tuberculisation des ganglions bronchiques. Je me demandai aussi si quelque néoformation maligne ne comprimait pas les bronches à leur bifurcation.

Je dois dire que, dans son entourage, on était persuadé qu'elle se mourait de la poitrine.

L'arsenic, la teinture d'iode, *trois cautères suppurés, appliqués au niveau de la fourchette sternale,*

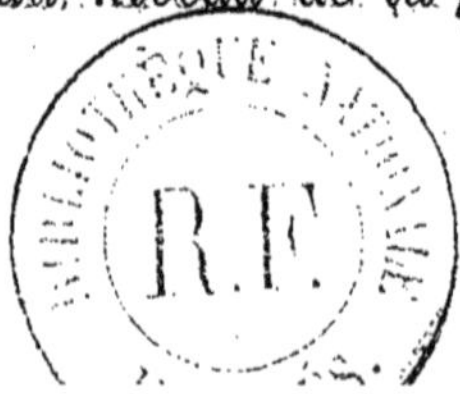

l'iodure de potassium à haute dose, en vue de quelque ancienne syphilis dissimulée, tout échoua.

Le changement d'air, malgré mes instances réitérées, ne fut pas accepté. Il va sans dire que les fonctions digestives s'accomplissaient assez mal, et malgré cela, et peut-être à cause du repos prolongé, la malade acquit peu à peu un embonpoint gênant mais significatif, en ce sens qu'il excluait toute idée d'affection consomptive des poumons. La dyspnée, la toux et l'expectoration continuaient de plus belle. Il s'agissait évidemment de congestion pulmonaire et surtout de congestion des ganglions bronchiques.

Un beau matin, la malade eut un épouvantable accès de colique hépatique qui simula, à s'y méprendre, une péritonite, et je crus que la mort était imminente. Mais les accidents s'apaisèrent brusquement, et il ne resta plus qu'un ictère intense. A partir de ce moment, les accès se renouvelèrent assez fréquemment et déterminèrent un état de congestion du foie, très-perceptible à la palpation.

C'était là une nouvelle maladie qui, fort heureusement, *fit du tort* à l'épanouissement de la première. A partir de ce moment, la malade ne souffrit que de son foie, ne parla que de son foie et ne vécut que pour son foie. La gravelle biliaire avait été d'ailleurs dûment constatée, après lavage des matières stercorales sur un tamis métallique.

Dès ce jour, les accidents pulmonaires se dissipèrent comme par enchantement, et la malade put sortir sans crainte d'être prise de toux suffocante dans la rue.

Il va sans dire que j'ai traité la lithiase biliaire avec

ménagement, et la malade, parfaitement avertie et catéchisée sur ce point, a pris le parti de souffrir de son foie, dans la crainte du retour de la dyspnée.

Je conclus hardiment de ce fait qu'un engorgement des ganglions bronchiques avec congestion pulmonaire a été remplacé par une congestion du foie.

Le second fait est relatif à un jeune homme issu d'un père goutteux, assez notablement névropathique, et dont l'habitus trahit immédiatement l'insuffisance de la capacité respiratoire. Plusieurs hémoptysies, survenues à diverses époques, en sont un témoignage irrécusable.

Ce jeune homme est, en outre, atteint de temps en temps d'accès de cardialgie très-intense, et il m'a affirmé que, à diverses époques, il avait présenté, après un accès, de la suffusion ictérique et de la pesanteur au niveau de l'hypochondre droit. C'est évidemment la lithiase biliaire qui est ici en cause. Surpris, il y a quelque temps, par une hémoptysie de moyenne intensité, il réclama mes soins, et je pus constater une congestion pulmonaire à droite. Les allures de cette congestion , sans m'inspirer d'inquiétude sérieuse , étaient pourtant traînantes et sans franchise, lorsque tout à coup un accès de cardialgie, dû très-certainement à l'engagement d'un calcul dans le canal cystique et dans le canal cholédoque, vint mettre un terme à cet état de choses.

Le poumon redevint perméable dans la mesure qui lui était permise et l'endolorissement congestif du foie lui succéda.

Peut-être ce jeune homme deviendra-t-il goutteux, et l'épanouissement de cette affection aura-t-elle pour résultat de mettre un terme aux assauts qu'une diathèse plus pauvre fait essuyer à ses poumons.

A propos de goutte, j'ai vu, dans une famille, la filiation suivante : le grand-père était goutteux et fortement asthmatique. Il avait été soldat sous le premier empire ; plus tard, sa vie avait été fort aventureuse, et il avait souffert un peu de toutes les manières. L'effort diathésique, dévié par un mauvais régime, avait abouti, en fin de compte, à la production d'un rhumatisme noueux. Son fils devint goutteux à l'âge de trente-cinq ans. La goutte a toujours été franche, mais elle est accompagnée d'un catarrhe bronchique dont la sécrétion est énorme dans l'intervalle des accès. Sa constitution est aujourd'hui assez fortement ébranlée. De ses deux fils, l'un possède, jusqu'aujourd'hui, pour tout produit de la diathèse arthritique, deux exostoses ; ses poumons ont souffert quelque peu et il a eu quelques très-légères hémoptysies. Il a présenté un peu de névrose hypochondriaque, et aujourd'hui il a de l'eczéma arthritique. L'autre a eu des bronchites longues et tenaces, et aujourd'hui, *possesseur d'un tœnia,* il se porte d'une manière assez convenable.

Des faits de ce genre, je le sais, fourmillent aujourd'hui dans les annales médicales (1), et il n'est pas de praticien qui ne sache maintenant apprécier la portée

(1) C'est surtout depuis les travaux de MM. Fonsagrives, Pidoux et Bonnemaison que ces faits sont connus et appréciés à leur valeur.

de ces métamorphoses et de ces antagonismes diathésiques.

L'excellent livre de M. Fonsagrives est antérieur à celui de M. Pidoux. Mais on peut dire que ce dernier, en élargissant le cadre de la question, se l'est véritablement appropriée et a introduit dans la phthisiologie un beau chapitre de pathologie générale. Les amateurs de beau langage et d'idées élevées ne liront pas sans plaisir les pages consacrées par ce maître à l'étude de l'antagonisme dans la phthisie.

M. Bonnemaison, professeur à l'Ecole de Toulouse, a lui-même ajouté de nouvelles et intéressantes études à celles précédemment faites par MM. Fonsagrives et Pidoux.

Les pages consacrées par le professeur de Toulouse à ce sujet sont d'une lecture agréable et d'un intérêt clinique des plus saisissants. Je ne connais que ces trois auteurs qui aient abordé sérieusement et savamment cette étude, et c'est à eux que reviendra incontestablement l'honneur d'avoir soulevé et si bien éclairé ce problème si important et si fécond.

Dans la première partie de ce travail, j'ai essayé d'étayer par des preuves authentiques, par des faits avérés, ce qui avait été, de la part de M. le professeur Fonsagrives, une étude prescientе et intuitive.

J'aborde maintenant un autre ordre de faits. *Il s'agit de l'influence du tœnia sur la marche de la phthisie pulmonaire*. Une série de faits, que j'ai eu la bonne fortune de constater, m'ont fait supposer que cette influence était des plus évidentes et des plus salutaires. Cela peut paraître, au premier abord, une assertion bien paradoxale, puisqu'on accuse cet helminthe de provoquer quelquefois dans l'organisme un état de délabrement qui peut conduire à la phthisie.

J'ignore si on a observé souvent ce dernier état de choses, mais, pour ce qui me concerne, j'ai vu le tænia exister chez des personnes dont la santé était la plus florissante du monde, et, d'autre part, j'ai pu constater que l'expulsion de ce ver a été suivie plusieurs fois d'une déchéance frappante et rapide d'organisme déjà en proie à une affection diathésique passablement tolérée. Ai-je bien vu ? Ai-je bien interprété ? C'est ce que j'ignore ; c'est ce que je viens demander au corps médical. Je fais appel à l'observation et à l'expérience des médecins, et j'ose dire que ce sujet en est digne.

Le petit faisceau d'observations que je soumets à leur jugement ne peut pas évidemment suffire à étayer une opinion, même provisoire. Mais il s'agit, en ce cas, d'un intérêt social de premier ordre, et si, par bonheur, les faits que j'invoque étaient retrouvés par d'autres, si les conclusions que j'en tire étaient sanctionnées par le corps médical, il y aurait peut-être là une voie féconde à suivre dans la thérapeutique de la phthisie.

Voici les faits que j'ai observés.

Observation I

Raymond D..., âgé de trente ans, avoué, intelligence rare et caractère plus rare encore, est malade depuis dix ans. — C'est en 1873 que je l'observe. — Dès sa naissance, il a été marqué au front pour devenir la proie de la phthisie. Sa sœur aînée se meurt de la poitrine à cette même époque. C'est, il y a dix ans, qu'il a eu sa première hémoptysie, en sauvant un de ses amis qui se noyait dans la Loire, à Tours. Depuis lors, il a eu encore plusieurs crachements de sang. Vers 1870, il eut une attaque épileptiforme, qui avait été précédée d'ailleurs de vertiges longtemps à l'avance ; quelque temps après, il constata dans ses selles l'existence d'anneaux de tænia. Il fut, depuis lors, en butte à des accidents nerveux variés et à quelques troubles gastro-intestinaux de peu d'importance. Les symptômes pulmonaires se bornaient à une induration limitée des sommets, surtout au droit. Toux sèche, sans expectoration. Plus d'hémoptysie ni fièvre vespérale, ni sueur matinale. Appétit excellent et soutenu. Son tænia le préoccupant beaucoup et déterminant, à son dire, des malaises insupportables, il me pria de l'en débarrasser. Sous l'influence de la graine de citrouille, il rendit un tænia complet et se trouva momentanément soulagé. Mais l'appétit disparut, l'affaissement de l'organisme fit tous les jours des progrès. Le sommet droit se creusa, l'expectoration devint purulente ; il eut du muguet buccal, et, trois ou quatre mois après, il expirait.

Observation II

Madame D..., âgée de trente-un ans, vient de Béziers à Toulouse vers le mois de mars 1873. Elle se disait malade depuis un mois environ. Elle avait eu des hémoptysies, elle avait des craquements très-discrets sous la clavicule, à droite. L'appétit était convenable, et l'habitus extérieur n'était pas celui d'un phthisique.

Depuis six mois, elle avait constaté des anneaux de tænia dans ses selles, et depuis lors elle avait de la diarrhée. Elle me déclara qu'elle attribuait la venue de ce nouvel hôte au régime de la viande crue, auquel elle s'était adonnée.

Sur le conseil que je lui donnai d'expulser son ver, *elle m'affirma qu'elle le considérait comme un bien et que, dans son pays, bien des gens pensaient comme elle.* Elle se détermina néanmoins, sur mes instances, à prendre de l'écorce de grenadier sauvage. Immédiatement après l'expulsion, elle s'alita, le poumon se creusa d'une manière effrayante, et deux mois après (20 août 1873), elle rendit le dernier soupir.

Son mari, que je voyais il y a quelque temps (mai 1878), me confirmait ces détails et me dit qu'il était sincèrement convaincu que l'expulsion du tænia avait été son arrêt de mort.

Observation III

M. B..., pharmacien, âgé de trente ans, me fit appeler pour lui donner des soins vers le mois de septembre de l'année 1874.

Il était en proie à la phthisie la plus douloureuse que j'aie jamais vue : toux incessante, *coqueluchoïde,* vomissements, névralgies intercostales, insomnie, etc.

Le spectacle était lamentable.

Tous ses frères étaient morts phthisiques. Quant à lui, phthisique avéré depuis quelques années déjà, il m'affirma qu'il avait vu tous les symptômes prendre une intensité inouïe depuis l'expulsion d'un tænia. Cet aveu a été recueilli par plusieurs personnes de ma connaissance, notamment par M. Dambies, un de nos excellents internes de l'Hôtel-Dieu de Toulouse.

M. B... ne survécut que quelques mois à l'expulsion de son tænia.

Observation IV

Dans les commencements de l'année 1875, je donnai des soins à Mlle A..., pensionnaire au couvent de Notre-Dame de ***, à Toulouse.

Cette demoiselle succomba à une phthisie, à forme hémoptoïque (hémoptsie de M. Fonsagrives). Son père et sa mère sont d'une constitution très-grêle.

Après la mort de cette jeune fille, je fus appelé à donner des soins à son frère, âgé de vingt-un ans, atteint en ce moment d'une congestion pulmonaire suspecte, et pour laquelle on l'avait renvoyé momentanément de son régiment, fixé à ***.

Soumis par moi à un régime fortement animalisé, il ne tarda pas à contracter le tænia, et sa santé devint dès lors excellente.

Il a été tenté, à plusieurs reprises, d'expulser son ver, mais je l'ai chaque fois fortement dissuadé. Je l'ai perdu de vue depuis un an environ, et une personne m'a tout récemment annoncé que, impatienté de son tænia et de mes conseils, il était en train de se faire guérir.

Je suis absolument convaincu que, s'il commet cette imprudence, sa vie est fortement compromise.

Observation V

(Due à l'obligeance de M. Dambies, interne à l'Hôtel-Dieu).

Le nommé Yart Léon, âgé de trente-six ans, jardinier, est entré, le 28 février 1878, dans le service de clinique interne de M. le professeur Bonnemaison, où il occupe le lit n° 37 de la salle Notre-Dame.

A l'entrée de ce malade, il fut constaté qu'il était atteint de tuberculose pulmonaire, à la période de ramollissement, et, pendant les premiers temps de son séjour, l'état général se maintint et parut même meilleur que ne l'eût comporté l'âge de son affection.

Vers le milieu de mai, ce malade fut pris, durant trois jours, de troubles gastro-intestinaux assez graves, qui cessèrent brusquement à l'expulsion d'un tænia d'une certaine longueur. (On n'a pu voir le parasite ; c'est sur la description faite par le malade qu'on s'est fondé pour en établir la nature.)

Dès le jour de cette expulsion soudaine, la maladie a suivi une marche sensiblement plus rapide, et la plupart des symptômes se sont aggravés. L'état général a reçu une atteinte profonde, la fonte purulente est devenue intense, les sueurs nocturnes ont considérablement augmenté et ont bravé toute intervention, notamment l'administration de l'atropine, à la dose de deux milligrammes par jour ; la fièvre hectique elle-même s'est déclarée sous la forme d'accès quotidiens de violence variable, et a résisté à toutes les formes de médication anti-périodique.

Dès ce moment, le malade est dans un état de cachexie tuberculeuse lamentable, et le pronostic s'aggrave de jour en jour. — Mort au milieu d'août.

Observation VI

Madame P..., blanchisseuse à Toulouse (quarante-trois ans). Père mort à quarante-trois ans d'une maladie indéterminée. — Mère vivante, mais très maigre.

A rendu un tænia, le 18 août 1877, au moyen de l'écorce de grenadier. — Elle souffrait depuis deux ans (coliques, crampes d'estomac), ne toussait alors que fort peu. Depuis cette époque, la toux s'est accentuée — hémoptysie — caverne au sommet droit — sueurs nocturnes — toux vomitive — fièvre vesperale — expectoration abondante — perte d'appétit — dégoût de la viande.

J'ai pris récemment ces notes sous la dictée de la malade elle-même. Cette personne n'a pas eu d'ailleurs de peine à saisir le changement radical qui s'était opéré dans tout son être, depuis la malencontreuse expulsion de son tænia.

Observation VII

X..., ouvrier briquetier (vingt-neuf ans), issu d'un père phthisique, me consulta plusieurs fois, il y a un an et demi environ, pour un tænia qui le tourmentait beaucoup. Au moment de lui prescrire une médication tænifuge, j'eus l'idée d'ausculter sa poitrine, et je constatai sans peine une induration du sommet droit.

Sur mes vives recommandations, il me promit de garder son ver. Il est maigre, mais il tousse peu et son appétit est bon.

Observation VIII

(Due à l'obligeance du Dr Bonneau, chirurgien de l'Hôtel-Dieu.)

Mlle X... (vingt-six ans), toussait depuis un an environ. — Il y a cinq ou six mois, a constaté un tænia et l'a expulsé au moyen de la fougère mâle. Depuis cette époque, elle tousse davantage et l'amaigrissement est extrême.

Observation IX

Julia G..., agée de vingt-deux ans, se présente à la consultation de l'Hôtel-Dieu. Malade depuis trois ans — mère morte à trente-cinq ans d'hémorrhagies (?) — père bien portant — frères et sœurs bien portants aussi.

Il y a trois ans qu'elle est traitée, selon son expression, pour un *épuisement* (toux sèche, dyspnée, amaigrissement); a constaté le tænia, il y a quatre mois et depuis a ressenti un soulagement très marqué dans ses troubles respiratoires, menstruation régulière — quelques craquements secs sous la clavicule gauche — respiration rude à droite — diarrhée intermittente — vertiges — symptômes hystériformes. Il y a deux mois, a rendu un mètre de tænia sans rien éprouver de particulier.

En résumé, jeune fille phthisique depuis longtemps, mais se portant relativement bien et pouvant travailler pour vivre

Observation X

M. le professeur Bonnemaison, qui a bien voulu accepter mes idées, me fit l'honneur de m'adresser à l'hopice de la Grave, au mois de mars 1877, un ouvrier phthisique et atteint en même temps de tænia. — Cet ouvrier m'affirma formellement que depuis qu'il avait le ver solitaire, il crachait beaucoup moins, avait la respiration plus facile, et avait pris de l'embonpoint.

Observation XI

Le Dr Bonnemaison, dont je me plais à invoquer le témoignage, m'a parlé d'une dame de sa clientèle dont la phthisie à forme torpide devait ses allures bénignes à l'existence d'un tænia. Malgré les instances de son médecin, la malade voulut faire usage d'une médication vermifuge, et elle ne tarda pas à succomber à un ramollissement pulmonaire rapdie.

Observation XII

M. le Dr Janot, médecin en chef honoraire de l'Hôtel-Dieu, m'a raconté un fait absolument analogue au précédent et dont je crois inutile de retracer l'historique : la haute distinction et l'honorabilité absolue de ce savant confrère rendent la chose superflue.

Observation XIII

M. le Dr Guilhem, chirurgien, chef-interne à l'Hôtel-Dieu, donne des soins à une dame de Toulouse dont la phthisie pulmonaire est heureusement contrebalancée par l'existence d'un tænia.

Observation XIV

M. le Dr A..., médecin-major de deuxième classe (trente-deux ans), est issu d'un père goutteux et a essuyé des assauts de bronchite laissant toujours à leur suite un état de dépérissement marqué.

Depuis qu'il possède un tænia, ses bronches sont à peu près à l'état de repos.

J'ai déjà parlé d'ailleurs de ce malade dans la première partie de mon travail.

Observation XV

J'ai vu dans le service de M. le professeur Peter, à l'hôpital de la Pitié, une femme âgée de cinquante ans, atteinte de phthisie pulmonaire avec hypertrophie du foie (peut-être une dégénérescence amyloïde), et chez qui un tænia, apparu depuis quelques années, immobilise ces troubles graves. Cette personne a bon appétit, quelques forces, et son facies n'est pas très altéré.

Observation XVI

Un des internes les plus distingués des hôpitaux de Paris a présenté, il y a quelques années, des troubles sérieux du côté du larynx et des poumons. Il a eu des hémoptysies et a été à une certaine époque très émacié. Il est, en outre, atteint du tænia. A plusieurs reprises, il a fait des tentatives, heureusement infructueuses, pour l'expulser, et, à chaque fois, il a éprouvé une aggravation sensible du côté de sa poitrine. Il s'est résigné à garder cet hôte incommode ; il se porte très bien, et son intelligence est plus brillante que jamais.

Observation XVII

Le sieur Da..., ouvrier maçon, âgé de vingt-cinq ans, se présente, le 4 avril 1878, à la consultation gratuite de l'Hôtel-Dieu ; il raconte que depuis deux mois il a perdu l'appétit, tousse nuit et jour, dépérit à vue d'œil, et aurait la veille, 3 avril, après une forte quinte de toux, rendu par la bouche un demi-litre de sang.

Interrogé sur ses antécédents de famille et sur les siens propres, il répond que sa mère et une de ses sœurs ont succombé à une affection de poitrine et que, pour lui, il aurait joui d'une bonne santé jusqu'au mois de janvier 1878. A cette époque, Da..., ayant trouvé plusieurs fois dans ses linges des corps rubannés blanchâtres, les fit voir à un pharmacien, qui lui administra immédiatement une forte dose de kousso. Ce médicament détermina l'expulsion, dans la journée, d'un tænia qui mesurait six mètres.

On examine la poitrine : on constate de la matité aux sommets et de la submatité aux 2/3 inférieurs.

La respiration est rude et pénible dans les deux poumons, l'expiration est surtout prolongée. Dans les deux lobes supérieurs, on entend des craquements humides ; à deux centimètres au-dessous de la clavicule gauche, on perçoit des gargouillements avec tintement métallique ; tandis que partout ailleurs, dans les deux poumons, on entend des râles sous-crépitants à bulles plus fines.

Tel était l'état de Da... lorsqu'il est venu à l'Hôtel-Dieu.

Cette intéressante observation est due à M. Cadène, interne des hôpitaux et prosecteur à l'Ecole de Médecine.

—

Voilà donc un total de dix-sept observations dont la signification, à mon sens, ne peut guère donner lieu à l'équivoque. C'est toujours une phthisie pulmonaire à la traverse de laquelle vient se jeter un tænia, et, chose remarquable, cet état morbide nouveau vient influencer favorablement la maladie primitive.

Ce n'est pas un tænia suivi, au bout de plus ou moins de temps, d'une phthisie pulmonaire ; ce n'est pas le tænia venant donner le dernier coup à un malheureux dont les poumons sont déjà désorganisés : non, c'est un helminthe protecteur, c'est un agent curateur ayant vie. — Par quel singulier hasard ces dix-sept faits se sont-ils présentés à moi avec la même physionomie ? Si j'eusse rencontré un seul cas où le tænia, au lieu d'avoir été tutélaire, eût été désorganisateur, je l'aurais mentionné, ou plutôt je n'aurais rien écrit, attribuant à une interprétation erronée mes autres observations.

Dans quelques cas, comme on l'a vu, la disparition de l'helminthe a provoqué de tels revirements dans la santé des malades, que des personnes, absolument étrangères à notre art, en ont été instantanément frappées. Dans d'autres, on a vu l'affection diathésique s'immobiliser en quelque sorte aussitôt que l'innervation intestinale, et l'innervation générale elle-même par voie reflexe, ont été perturbées si opportunément. Est-ce que le tænia ne provoque pas une véritable névrose? Est-ce que les gastralgies, entéralgies, les vertiges, l'épilepsie, l'hypochondrie, la manie même ne sont pas souvent le résultat de cet helminthe ?

« Combinez, a dit Pidoux, une tuberculose pul-
« monaire et une névrose ou un état nerveux carac-
« térisé, et vous prolongerez indéfiniment la lésion
« organique ; elle n'arrivera que très lentement à la
« phthisie. Les gastralgies, les entéralgies opèrent
« souvent cet antagonisme efficace. C'est pour moi
« un axiome. »

C'est vraiment dans le sens indiqué par M. Pidoux que me paraît agir le tænia, et, si je suis dans la vérité, il n'y aura plus qu'à souhaiter au phthisique d'avoir le ver solitaire.

Bien mieux, il faudra essayer de le faire germer dans l'intestin du malade. La chose ne serait pas, je crois, bien difficile.

Je fais donc appel au contrôle et à l'expérience de mes confrères. Si je me suis trompé, mon amour-propre en souffrira vraiment fort peu, mais je le regretterai amèrement pour le bien de cette catégorie si intéressante de malades.

Toulouse, imp. Vialelle et Cᵉ, rue du Lycée, 9.

www.ingramcontent.com/pod-product-compliance
Ingram Content Group UK Ltd.
Pitfield, Milton Keynes, MK11 3LW, UK
UKHW020508230726
13925UKWH00005B/2113

9 782014 040890